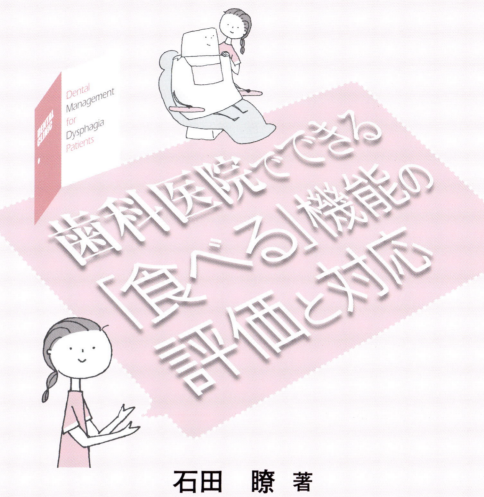

歯科医院でできる[食べる]機能の評価と対応

石田 瞭 著

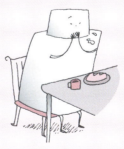

医歯薬出版株式会社

This book was originally published in Japanese
under the title of :

SHIKAIIN-DE DEKIRU "TABERU" KINO-NO HYOKA-TO TAIO
(Management for Dysphagia Patients in Dental Clinic)

Author :

ISHIDA, Ryo
Professor, Department of Oral Health & Clinical Science,
Division of Dysphagia Rehabilitation, Tokyo Dental College

© 2017 1st ed.

ISHIYAKU PUBLISHERS, INC.
  7-10, Honkomagome 1 chome, Bunkyo-ku,
  Tokyo 113-8612, Japan

序文

超高齢社会の現在，歯科医院に来院する患者も高齢化が進み，通院歴の長い方も増えてきたのではないでしょうか．

同じ患者を長くみていると，それまでとの「違い」が気になることはないでしょうか．たとえば，今まで問題なく診療ができていたのに，よく診療中にむせるようになった，疲れやすくなった，歩き方が不安定になったといった徴候が目につくことがあるかもしれません．また，食事中にむせることがある，食べこぼすことがある，飲み込みにくいといった主訴がある，痩せてきていると話していた，口のなかに食物残渣が認められるというようなケースもあるのではないでしょうか．

こうした患者は，摂食嚥下機能に何らかの問題を抱えているかもしれません．診療中，このような徴候を把握することができる歯科医師は，摂食嚥下障害に関するリスクの第一発見者となり得るのです．そのため，歯科医師はチェアサイドで患者に摂食嚥下機能について何らかのアドバイスできるようになることが大切になってくるといえるでしょう．

摂食嚥下障害への対応は，本格的に介入するにはたしかに専門性が要求されます．しかし歯科医院では，まずはチェアサイドでできることを行えばよいのです．上記のような患者の訴えに耳を傾けたり，患者の様子を注意深く観察したりすることから始めてみましょう．患者の様子をしっかりと受け止め，可能な対応をとるのです．嚥下内視鏡検査などの専門的検査も，歯科医院では必須ではありません．仮に専門性の高い介入が必要であっても，自院で行えなければ高次の医療機関に紹介することができます．歯科医院で大切になるのはむしろ，症状を改善，あるいは予防することを目的とした対応法を患者に理解してもらうこと，適切な指導を行うことです．簡易な嚥下体操を指導することもよいでしょう．

本書は，こうした診療所で行う摂食嚥下障害対応のエッセンスをまとめたものです．歯科医院の歯科医師が，あるいは歯科衛生士が，本書をヒントに患者の摂食嚥下機能の維持・向上に取り組むことができたら幸いです．

最後に，本書の発行にあたりお力添えをいただいた医歯薬出版株式会社に厚く感謝申し上げます．

平成29年9月　　石田　瞭

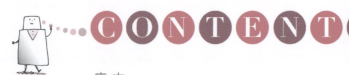

CONTENTS

序文 ……………………………………… 3

1 患者の高齢化で気をつける点は？　P8

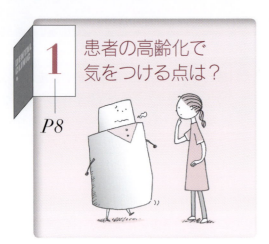

2 摂食嚥下障害の原因となる疾患は？　P11

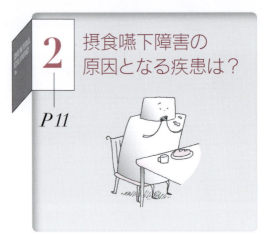

3 普段の歯科診療から摂食嚥下障害を予測する　P13

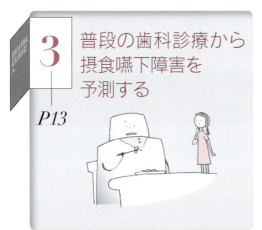

4 診療所での対応の流れ　P14

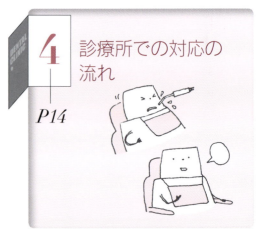

5 歯科医院で摂食嚥下機能の評価を考える
　　—診療所でできる問診〜スクリーニング　P16

- 1 はじめに—徴候の捉え方…16
- 2 質問票…17
- 3 おもなスクリーニング検査
　　—その選択にあたって…20
- 4 RSST（repetitive saliva swallowing test）…21
- 5 MWST（modified water swallowing test）…22
- 6 フードテスト（food test；FT, 食物テスト）…23

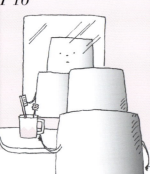

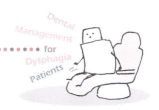

6 栄養状態を知る　P24

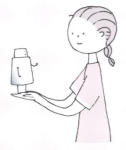

1. 体重等の身体状態…24
2. 訪問診療における身体状態把握…25
3. 参考：主観的包括的評価…26

7 歯科医院でできる摂食嚥下障害の対処法 ―摂食機能療法　P29

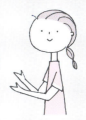

1. 間接訓練の考え方と適応…29
2. 嚥下体操…29
3. その他のおもな間接訓練…36
4. 要介護者に行う間接訓練…38

8 嚥下内視鏡検査　P41

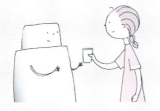

9 食事場面で最低限注意したいそのほかのこと　P43

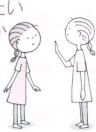

1. 訪問診療で行う直接訓練…43
2. そのほかの全体的注意事項…46

まとめ
歯科医院で行う摂食嚥下リハビリテーション ── P47

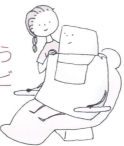

付　摂食機能療法の算定要件 ── P49

文献…………………P51
索引…………………P52

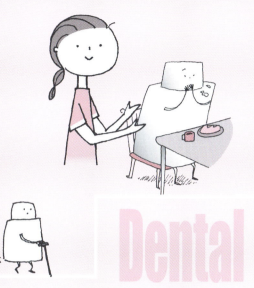
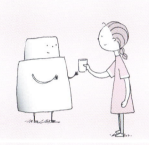

Dental Management for Dysphagia Patients

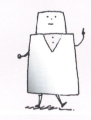
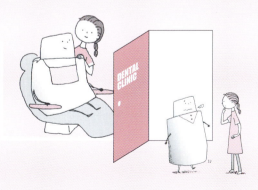

1 患者の高齢化で気をつける点は？

POINT 高齢者では，身体機能（とりわけ食べる機能）の減退に目を向ける！

超高齢社会の現在，歯科診療所に来院する患者も高齢化が進行していることでしょう（図1）．社会状況を考えると，受診する患者の高齢化は避けて通れない変化なのです．では，患者の高齢化によって，どのような問題が出てくるでしょうか．

図1　歯科診療所を受診する患者（年齢階級別割合）の年次推移

高齢化の進展に伴い，高齢者の歯科受診患者は増加しており，歯科診療所の受診患者の2.5人に1人以上が65歳以上となっている．

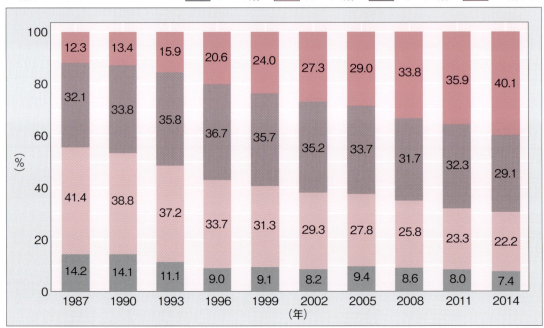

出典：患者調査

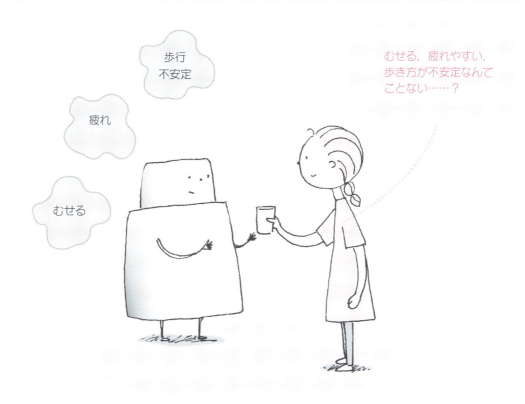

　たとえば通院歴の長い高齢患者であれば，それまで普通に診療できていたのに，よくむせるようになった，すぐ疲れるようになった，歩き方が不安定になったなど，変化が気になるケースが目についてくるかもしれません．また，仮に日常生活に支援が必要でなかったとしても，加齢と慢性的な疾患の影響で運動機能や認知機能が低下する（これをフレイルとよびます．なお，フレイルはしかるべき介入により再び健康な状態に戻るという可逆性が含まれています）ことが知られています（**図2**）．

　こうしたことから，口腔機能や咽喉頭機能に問題が生じている場合，目の前の患者は，診療中にも水や唾液などの誤嚥リスクを抱えているともいえます．そのため，歯科医師や歯科衛生士は，誤嚥リスクの第一発見者になりうるのであり，歯科医療職が患者の摂食嚥下機能をチェアサイドでアドバイスできるようになることが必要になってきます．

　今後，こうした「食べることに支障が出始めた」「むせることがある」と訴える患者は増えていくことでしょう．診療所を訪れる患者にも，こうした潜在的な摂食嚥下障害患者が隠れているかもしれません．

図2 フレイルの位置付け
(国立長寿医療研究センターフレイル予防医学研究室「健康長寿教室パンフレット」[1])
(葛谷, 2009.[2] より改変)

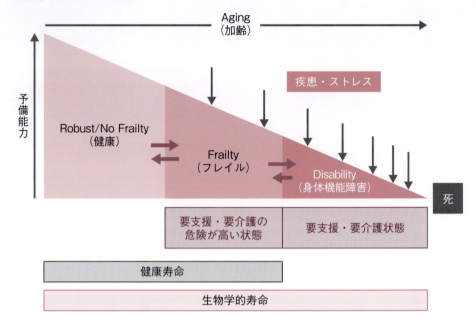

　また一方で，摂食嚥下リハビリテーションチームをとりまとめるコーディネーターや実務者も不足しています．幸い歯科は開業している診療所も多く，在宅医療などの地域医療をカバーできる基盤をもっています．こうしたマンパワーの点からも，歯科も摂食嚥下障害と向き合うことが期待されています．そこで本書では，こうした診療所での「気づき」のポイントと，行いうる摂食嚥下障害への対処法をまとめていきたいと思います．

2 摂食嚥下障害の原因となる疾患は？

> **POINT**
> 摂食嚥下障害の原因には，器質的障害，機能的障害，老人性機能減退，神経心理的障害がある！

食べることに支障をきたしている，あるいはきたし始めたということは，器質的な障害や機能的な障害が生じている，あるいは生理的な機能減退などが起きている可能性があります．歯科診療所で遭遇するケースでは，とくに後者の生理的な機能減退（加齢変化等）を抱えた患者が多いといえるのではないでしょうか．ただし，ときには疾患を抱えた患者，あるいは，疾患の後遺症で摂食嚥下機能が低下している患者を診療することも多々あるでしょう．ですから，背景となる原因疾患をしっかりと知識として押さえておくことが重要です．**図3**に摂食嚥下障害の原因となる疾患や障害について，まとめました．

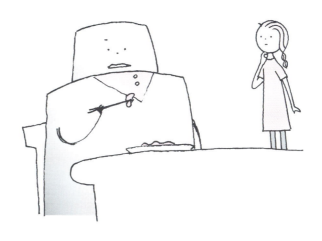

図3　摂食嚥下障害の原因となる疾患・障害

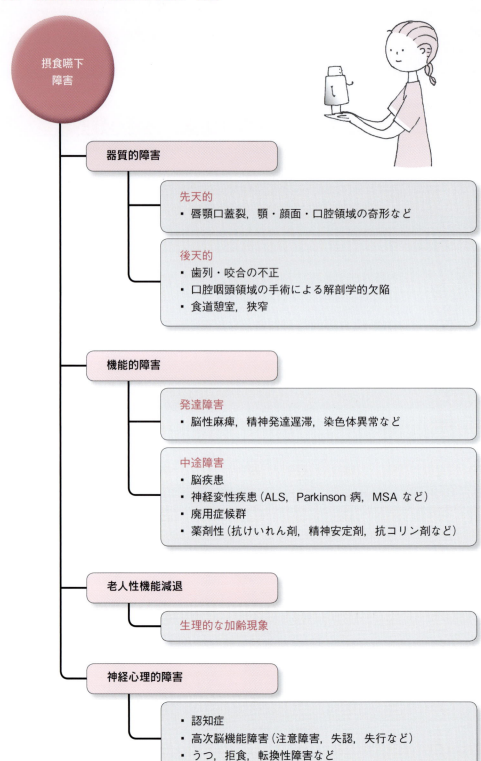

- 摂食嚥下障害
  - 器質的障害
    - 先天的
      - 唇顎口蓋裂，顎・顔面・口腔領域の奇形など
    - 後天的
      - 歯列・咬合の不正
      - 口腔咽頭領域の手術による解剖学的欠陥
      - 食道憩室，狭窄
  - 機能的障害
    - 発達障害
      - 脳性麻痺，精神発達遅滞，染色体異常など
    - 中途障害
      - 脳疾患
      - 神経変性疾患（ALS, Parkinson病, MSAなど）
      - 廃用症候群
      - 薬剤性（抗けいれん剤，精神安定剤，抗コリン剤など）
  - 老人性機能減退
    - 生理的な加齢現象
  - 神経心理的障害
    - 認知症
    - 高次脳機能障害（注意障害，失認，失行など）
    - うつ，拒食，転換性障害など

3 普段の歯科診療から摂食嚥下障害を予測する

> **POINT**
> 「食べにくい」「むせる」といった
> 高齢者の声に耳を傾ける！

　摂食嚥下障害への対応というと難しく考えがちですが，そんなことはありません．歯科診療所では，まず嚥下内視鏡検査などの専門的な検査を行わなければいけないと考えるのではなく（もちろん行う場合もありますが），前項に記載したような患者の変化を捉えたり，患者からの直接的な訴えに耳を傾けたりするようにしましょう．そのうえで，スクリーニング検査などを行うとよいでしょう．

　表1に，普段の歯科診療時に気づく摂食嚥下障害の徴候をまとめました．こうした徴候を把握したら，摂食嚥下障害を疑います．

表1　歯科診療時に気づく摂食嚥下障害の徴候（石田，2014.[3]）を参考に作成）

診療室までの移動（交通）手段	注水時のムセ
診療室入り口からチェアまでの歩行	含嗽時のムセ・こぼれ
チェアに座る際のトランスファー（移乗）	疲労のしやすさ
チェアにおける体位	会話時の的確さ・速さ

4 診療所での対応の流れ

POINT 専門の医療機関に紹介することも選択肢に入れ，できる範囲で対応する！

次に，**図4**に歯科診療所であっても無理なく行えるような摂食嚥下障害対応の流れを掲げました（医療保険で摂食機能療法を行う場合には，算定

図4 診療所における摂食嚥下障害対応の流れ

- 摂食嚥下障害を疑う徴候
- 患者からの訴え

→ スクリーニング検査

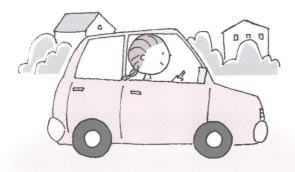

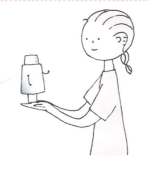

自院でできることと紹介で対応することの区別を明確に！

要件に注意．p.49参照）．

　図に示したように，状況によっては専門の医療機関へ紹介することも選択肢に入れておきましょう．

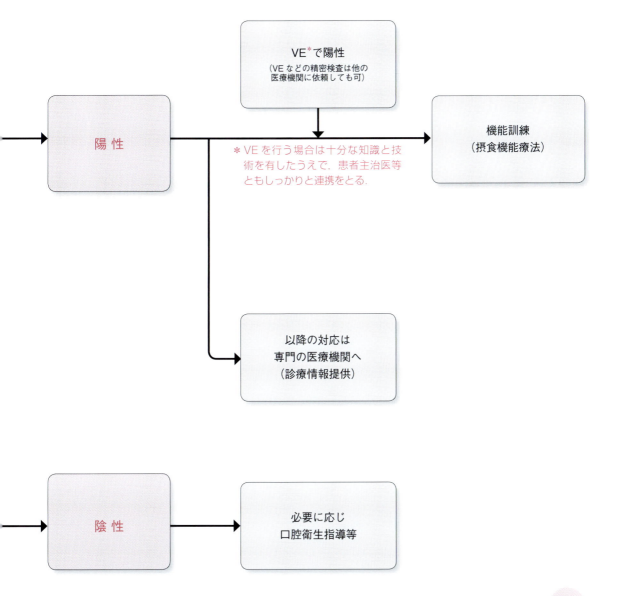

5 歯科医院で摂食嚥下機能の評価を考える―診療所でできる問診～スクリーニング

> **POINT**
> 質問票やスクリーニング検査で，摂食嚥下障害の疑いを予見できる！

1 はじめに――徴候の捉え方

摂食嚥下障害の徴候をつかむ方法は，患者の訴えに耳を傾けるだけではありません．来院時の情報収集（アセスメント）が，とても大切になります．とりわけ，摂食嚥下障害の徴候（**表2**）が確認できたら，問診で体重の変化（6章も参照），食欲，疾患の既往等（**表3**）を確認するとよいでしょう．また，摂食嚥下機能の状態を客観的に把握するためには，種々のスクリーニング検査が開発されています．ここでは，歯科医院で行えるスクリーニング検査を紹介していきたいと思います．

表2　摂食嚥下障害を疑うおもな症状（青柳，2016.[4]）

・意識障害	・食事時間の延長	・湿性嗄声
・嚥下時のむせ	・食事内容の変化	・口腔顔面失行
・咳	（嚥下しやすいものを食べている）	・反復する呼吸器感染・発熱
・痰に食物残渣が混入	・食べ方の変化	・基礎疾患のない体重減少
・咽頭違和感	（一定の方向を向く，汁ものと交互に食べるなど）	・尿量減少
・食物残留感	・食事中の疲労	・脱水症状
・嚥下困難感	・流涎	
・食欲低下	・構音障害	

表3 聴取すべき基礎疾患，既往歴等（青柳，2016.[4]）

1) 脳血管障害（脳梗塞，脳出血，くも膜下出血）
2) 頭部外傷（挿管，気管切開の既往を含む）
3) 頭頸部癌（手術，放射線治療，化学療法の有無を含む）
4) 呼吸器疾患（肺炎，その他の呼吸器疾患）
5) 神経筋疾患（Parkinson病および関連疾患，筋萎縮性側索硬化症，多発性硬化症，筋ジストロフィー，皮膚筋炎，多発性筋炎，強皮症，Sjögren症候群，末梢神経障害など）
6) 内科的疾患（糖尿病，高血圧，上部消化管疾患など）
7) 認知症
8) その他（薬物中毒など）

2 質問票

歯科医院で比較的行いやすいスクリーニング手法として，質問票の使用があげられます．以下におもなものを掲げていきますが，これらは特別の器具や手法を必要とせず，たとえば問診票のかわりに患者に渡して記入してもらえば，日常臨床のなかで摂食嚥下障害に関する症状を効率よくチェックすることができます[5]．

1) 聖隷式嚥下質問紙（表4）

質問紙を渡し，患者，あるいは患者本人が難しければ家族など付き添いの人に直近2～3年の症状や既往について記入してもらいます．質問は15項目（肺炎の既往：1，栄養状態：2，咽頭機能：3～7，口腔機能：8～11，食道機能：12～14，声帯機能：15）に及び，A～Cの三段階で回答してもらいます．回答にAが一つでもあれば，摂食嚥下障害の疑いありと判定します[5]．

2) EAT-10（表5）

EAT-10は正式名称をEating Assessment Tool 10とよび，もともとはBelafskyらが作成しました．また，若林らによって日本語版が作成されています[6]．これは聖隷式嚥下質問紙と同じく，患者本人あるいは家族等による記入型の質問紙となります．

質問項目は10項目からなり，0点（問題なし）～4点（ひどく問題）の5段階で回答してもらうようにします．

EAT-10日本語版では，合計点数が3点以上，あるいはEAT-10を実施で

表4　聖隷式嚥下質問紙（大熊ほか，2002.[5]）

あなたの嚥下（飲み込み，食べ物を口から食べて胃まで運ぶこと）の状態についていくつかの質問をいたします．ここ2，3年のことについてお答え下さい．
いずれも大切な症状ですので，よく読んでA，B，Cのいずれかに丸をつけて下さい．

1. 肺炎と診断されたことがありますか？	A. 繰り返す	B. 一度だけ	C. なし
2. やせてきましたか？	A. 明らかに	B. わずかに	C. なし
3. 物が飲み込みにくいと感じることがありますか？	A. しばしば	B. ときどき	C. なし
4. 食事中にむせることがありますか？	A. しばしば	B. ときどき	C. なし
5. お茶を飲むときにむせることがありますか？	A. しばしば	B. ときどき	C. なし
6. 食事中や食後，それ以外のときにものがゴロゴロ（痰がからんだ感じ）することがありますか？	A. しばしば	B. ときどき	C. なし
7. のどに食べ物が残る感じがすることがありますか？	A. しばしば	B. ときどき	C. なし
8. 食べるのが遅くなりましたか？	A. たいへん	B. わずかに	C. なし
9. 硬いものが食べにくくなりましたか？	A. たいへん	B. わずかに	C. なし
10. 口から食べ物がこぼれることがありますか？	A. しばしば	B. ときどき	C. なし
11. 口の中に食べ物が残ることがありますか？	A. しばしば	B. ときどき	C. なし
12. 食物や酸っぱい液が胃からのどに戻ってくることがありますか？	A. しばしば	B. ときどき	C. なし
13. 胸に食べ物が残ったり，つまった感じがすることがありますか？	A. しばしば	B. ときどき	C. なし
14. 夜，咳で眠れなかったり目覚めることがありますか？	A. しばしば	B. ときどき	C. なし
15. 声がかすれてきましたか？（がらがら声，かすれ声など）	A. たいへん	B. わずかに	C. なし

きない場合に，摂食嚥下機能に何らかの問題を認める可能性が高いとされています[6]．

表5 EAT-10 日本語版（若林ほか，2014.[6)]を一部改変）

1	飲み込みの問題で，体重が減少した	0	1	2	3	4
2	飲み込みの問題が，外食に行くための障害になっている	0	1	2	3	4
3	液体を飲み込むときに，余分な努力が必要だ	0	1	2	3	4
4	固形物を飲み込むときに，余分な努力が必要だ	0	1	2	3	4
5	錠剤を飲み込むときに，余分な努力が必要だ	0	1	2	3	4
6	飲み込むことが苦痛だ	0	1	2	3	4
7	食べる喜びが飲み込みによって影響を受けている	0	1	2	3	4
8	飲み込むときに，食べ物がのどに引っかかる	0	1	2	3	4
9	食べるときに咳が出る	0	1	2	3	4
10	飲み込むことはストレスが多い	0	1	2	3	4

0＝問題なし，4＝ひどく問題

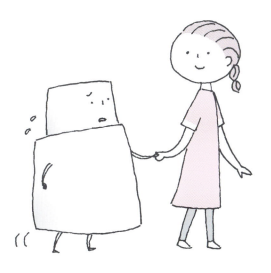

3 おもなスクリーニング検査——その選択にあたって

　以下に患者の状態とおもなスクリーニングの関係をまとめました．ただし，スクリーニング検査は，それぞれの検査法によって評価するポイントが異なるため，単独ではなく複合的に行うようにします．

　また，スクリーニング検査を行う際には，スクリーニング時の誤嚥リスクを回避するために，咽頭期の評価→準備期，口腔期の評価という流れで行うようにします（**図6**）．

図5　患者のおもな状態とスクリーニング検査の関係

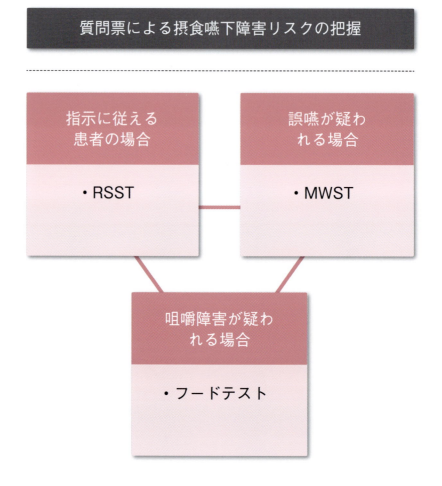

図6　歯科医院に推奨するスクリーニング検査の実施手順

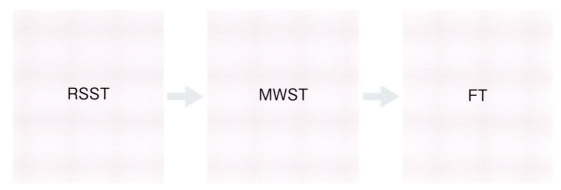

4 RSST
（repetitive saliva swallowing test，反復唾液嚥下テスト）

　RSSTは，唾液を嚥下してもらい（これを，空嚥下とよびます），それが30秒間で何回できるかを評価するものです[7,8]．嚥下機能に問題がないとされる基準は，30秒間に3回以上できることで，3回未満の場合は，陽性と判断して日常的な誤嚥を疑います．特別な器具等を必要としないため，簡単に実施することができ，また，仮に誤嚥したとしても唾液であるため安全性の高いスクリーニング検査とされます．

図7　RSSTのポイント

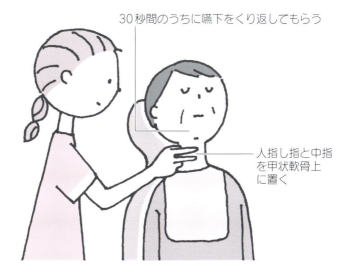

30秒間のうちに嚥下をくり返してもらう

人指し指と中指を甲状軟骨上に置く

5 MWST
（modified water swallowing test，改訂水飲みテスト）

　患者に実際に3mLの水を飲ませて嚥下してもらい，嚥下機能を評価する方法です．窪田による水飲みテストは30mLの水を用いていたため，誤嚥の危険性が高く，摂食嚥下障害が重度の患者には適用しにくいものでした．そのため，より安全な評価法とするために才藤ら[9]によって少量の水でスクリーニングできるよう開発されたのが本法です．図8に手技と評価基準を掲載します．

図8　MWSTのポイント

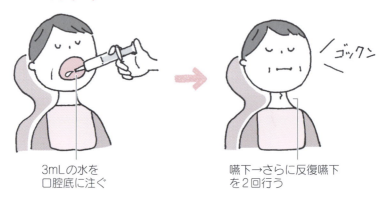

3mLの水を
口腔底に注ぐ

嚥下→さらに反復嚥下
を2回行う

評価基準が4点以上なら最大2施行繰り返し，最も悪い場合を評点とする．

評価基準
1. 嚥下なし，むせるand/or呼吸切迫
2. 嚥下あり，呼吸切迫（silent aspirationの疑い）
3. 嚥下あり，呼吸良好，むせるand/or湿性嗄声
4. 嚥下あり，呼吸良好，むせない
5. 4に加え，反復嚥下が30秒以内に2回可能

6 フードテスト（food test；FT, 食物テスト）

このテストは，食塊形成能や食塊移送能を評価する手法であり，誤嚥するリスクを評価した前述のスクリーニング手法とは意味合いが異なります[10, 11]．

方法は，まず検査食を食してもらい，嚥下後，開口させて口腔内残留の状況を確認します．その後，反復嚥下を2回施行し，むせの有無や呼吸の変化も確認します．口腔内を観察するときには，ユニットのライト等で残留部位をできるだけ明確に把握するようにしましょう．

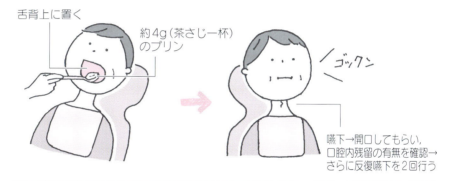

図9　フードテストのポイント

評価基準
1. 嚥下なし，むせるand/or呼吸切迫
2. 嚥下あり，呼吸切迫（silent aspirationの疑い）
3. 嚥下あり，呼吸良好，むせるand/or湿性嗄声，口腔内残留中等度
4. 嚥下あり，呼吸良好，むせない，口腔内残留ほぼなし
5. 4に加え，反復嚥下が30秒以内に2回可能

6 栄養状態を知る

> **POINT**
> 患者の身体状況から，患者の栄養状態を推測する！

1 体重等の身体状態

患者の栄養状態を知ることも大切です．簡便で患者負担がなく，日々の状態を把握することができるのは体重変化です．診療所で患者の体重を聴取するような場面は少ないかもしれませんが，おや？ と思うような患者，あるいは脳血管障害の既往などがある患者では，可能であれば体重の変化を聴取することが望ましいと考えます．さらに，体重に加えて身長もわかればBMIを算出することができます．BMIは「やせ」や「肥満」の状態を把握することができます（**図10**）．

図10 BMI値と適正体重

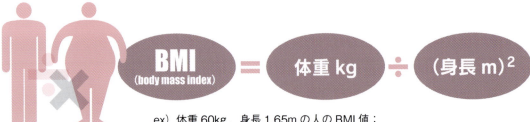

ex）体重60kg，身長1.65mの人のBMI値：
60÷（1.65m）² ≒ 22
※ BMIの基準値は18.5〜24.9で，標準BMIは22とされる．

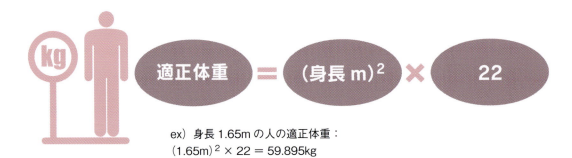

ex）身長1.65mの人の適正体重：
（1.65m）² × 22 = 59.895kg

2　訪問診療における身体状態把握

　訪問診療では，臥床の患者が多く，体重などの身体情報を計測することが困難な場合も多いと思われます．そこで，上腕周囲長（**図11**）と上腕三頭筋皮下脂肪厚（**図12**）から体重を推測する方法を紹介します．

　上腕周囲長（AC）は体脂肪量と筋肉量の指標，上腕三頭筋皮下脂肪厚（TSF）は体脂肪量の指標として用いられます．いずれも利き腕でない腕の肩峰と尺頭骨の中間点にマークし，ACはインサーテープ，TSFはアディポメーター（キャリパー）を使用し，比較的容易に計測することができます．また，ACとTSFからは上腕筋囲（AMC）が算出でき，全身の筋肉量，除脂肪体重の指標とされています．

　AC，AMC，TSFは，日本人の新身体計測基準値（**表6**）に年齢ごとの基準値が示されており，測定値が基準値の80～90％であれば軽度低栄養，60～80％であれば中等度低栄養，それ以下であれば高度低栄養とされており，一つの目安にすることができます．

　さらに，可能な限り栄養摂取量，消化器症状（嘔吐，便秘，下痢），体型

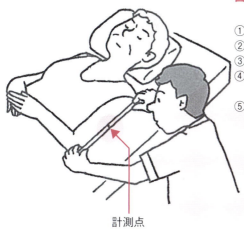

計測点

図11　上腕周囲長（AC）（栄養アセスメントキット[12]）を参考に作成）

①利き手でないほうの腕で測定する．
②計測する腕を直角に曲げる．
③計測位置は肩先からひじ先までの中点．
④測定位置をチェックしたら腕を伸ばし，締め付けない程度にインサーテープの輪を締める．
⑤2回測定し，誤差が0.5cm以内であればその平均値を記録．

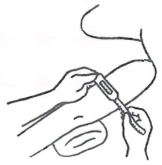

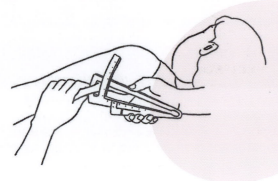

図12　上腕三頭筋皮下脂肪厚(TSF)（栄養アセスメントキット[12]を参考に作成）
①測定は上腕周囲長と同じ部位で行う．
②座位の場合は直角に肘を曲げて行う．
③脂肪層と筋肉部分を分離するようにつまむ．
④アディポメーター（キャリパー）で，圧力線が一直線になるまではさみ，3秒後に計測値を読み取る．
⑤2回計測し，誤差が4mm以内の場合その平均値を記録．

（肥満，るいそう），浮腫の程度などを把握しようと努めることが大切です．また食事内容なども含めて確認できるとよいでしょう．

3　参考；主観的包括的評価

　図13に，主観的包括的評価(subjective global assessment ; SGA)[13]という総合的な栄養評価スクリーニングを行うための評価票を掲げます．SGAは特殊な機器や技術を必要とせず，主観的に栄養状態を4段階で評価する手法です．中等度，あるいは高度の栄養不良であればNST (nutrition support team, 栄養サポートチーム) 対象症例とのことですが，栄養サポートが必要と捉えます．

表6 日本人の新身体計測基準値（中央値）(JARD, 2001.[13])（日本栄養アセスメント研究会身体計測基準値検討委員会）

- 上腕周囲長（cm）AC

	男性	女性
18〜24歳	27.00	24.60
25〜29歳	27.35	24.25
30〜34歳	28.60	24.30
35〜39歳	29.00	25.00
40〜44歳	27.98	26.40
45〜49歳	27.80	26.00
50〜54歳	27.60	25.60
55〜59歳	27.00	26.20
60〜64歳	26.75	25.70
65〜69歳	27.50	26.20
70〜74歳	26.80	25.60
75〜79歳	26.20	24.78
80〜84歳	25.00	24.00
85歳以上	24.00	22.60

- 上腕筋囲（cm）AMC

	男性	女性
18〜24歳	23.23	19.90
25〜29歳	23.69	19.47
30〜34歳	24.41	19.90
35〜39歳	24.10	20.23
40〜44歳	24.36	21.09
45〜49歳	24.00	20.60
50〜54歳	23.82	20.78
55〜59歳	23.68	20.52
60〜64歳	23.35	20.56
65〜69歳	24.04	20.08
70〜74歳	23.57	20.28
75〜79歳	22.86	20.16
80〜84歳	21.80	19.96
85歳以上	21.43	19.25

	男性	女性
18〜24歳	10.00	14.00
25〜29歳	11.00	14.00
30〜34歳	13.00	14.00
35〜39歳	12.00	15.00
40〜44歳	11.00	15.50
45〜49歳	10.17	16.00
50〜54歳	10.00	14.50
55〜59歳	9.00	16.00
60〜64歳	9.00	15.10
65〜69歳	10.00	20.00
70〜74歳	10.00	16.00
75〜79歳	9.25	14.00
80〜84歳	10.00	12.50
85歳以上	8.00	10.00

- 上腕三頭筋皮下脂肪厚（mm）TSF

80〜90％であれば軽度低栄養，60〜80％では中等度低栄養，それ以下であれば高度低栄養．

図13　主観的包括的評価票（日本静脈経腸栄養学会NSTプロジェクト）

患者氏名：＿＿＿＿＿＿（M・F）＿＿歳　評価者氏名：＿＿＿＿＿＿　評価年月日：＿＿年＿＿月＿＿日

1. **Rough Screening** ⇒ 明らかに栄養不良なしと判定した場合、「2. Detailed Screening」以下は不要
   - □明らかに栄養不良なし
   - □栄養不良の可能性あり

2. **Detailed Screening**
   - a) 病歴
     1. 体重の変化　　通常の体重　　　　kg
        　　　　　　　現在の体重　　　　kg
        　　　　　　　増加・減少　　　　kg　いつから（　　　　　　　）
     2. 食物摂取量の変化（通常との比較）
        　　　変化　□無　□有　いつから（　　　　　　　）
        　　　現在食べられるもの（食べられない・水分のみ流動食・おかゆ・並食）
     3. 消化器症状　症状　□無　□有　□嘔気　いつから（　　　　　　　）
        　　　　　　　　　　　　　　　　□嘔吐　いつから（　　　　　　　）
        　　　　　　　　　　　　　　　　下痢　　いつから（　　　　　　　）
     4. 機能性　機能障害　□無　□有　いつから（　　　　　　　）
        　　　　労働　□せいぜい身の回りのこと　□家事程度　□肉体労働
        　　　　歩行　□一人　□援助　□杖　□歩行器　□いざりあるき
        　　　　寝たきり　いつから（　　　　　　　）
        　　　　排尿　□トイレ　□オムツ
        　　　　排便　□トイレ　□オムツ
     5. 疾患および疾患と栄養必要量の関係
        　　　基礎疾患＿＿＿＿＿＿＿＿＿＿＿＿＿＿＿＿
        　　　既往歴　＿＿＿＿＿＿＿＿＿＿＿＿＿＿＿＿
        　　　内服・治療薬＿＿＿＿＿＿＿＿＿＿＿＿＿＿
        　　　熱　＿＿＿＿＿℃　　呼吸（整・頻）　脈（整・頻）
        　　　代謝動態：ストレス（無・軽度・中等度・高度）
   - b) 身体状況
     - 体型　□肥満（軽度・重度）　□普通　□るい痩（軽度・重度）
     - 浮腫　□無　□有　部位（　　　　　　　）
     - 褥瘡　□無　□有　部位（　　　　　　　）
     - 腹水　□無　□有

3. **Judgment**
   - A：栄養状態良好　　栄養学的に問題ありません。
   - B：軽度の栄養不良　現在のところNST対象症例ではありません。ただし、今後摂取カロリーの減少や感染、手術などの侵襲が加わったり、臓器傷害等合併する場合にはC、Dへの移行が考えられますので注意が必要です。
   - C：中等度の栄養不良　NST対象症例です。経過・病態に応じて栄養療法導入が必要です。Dに移行するリスクがあり要注意です。
   - D：高度の栄養不良　NST対象症例です。ただちに栄養療法が必要でNSTによるアセスメントが必要です。

（原典：Detsky, et al., 1987.[14]）

7 歯科医院でできる摂食嚥下障害への対処法—摂食機能療法

POINT

まずは間接訓練で
摂食嚥下障害に対処する！

摂食機能療法は，食物を用いない間接訓練と食物を用いる直接訓練の二つに大別されます．誤嚥リスクが高いケースでは直接訓練が困難で，基本訓練として間接訓練から実施するのが一般的です．ただ，目的は食べることですから，早期に直接訓練に移行できるよう対応します．歯科診療所で直接訓練を行うことはあまりないかもしれませんが，食事場面に立ち会うことがあれば特に成書を参考に理解を深めておくとよいでしょう．以下に，診療所でできる間接訓練について紹介します．

地域の歯科診療所で最低限留意する摂食機能療法
- 基本は間接訓練
- 訪問診療で食事場面に参加できれば，正しい知識のもとに直接訓練を行う

1 間接訓練の考え方と適応

間接訓練には種々の方法があります．**表7**に嚥下の各期と病態，それに対応する間接訓練をまとめました．また，次項に詳しくまとめる嚥下体操などの訓練手技について，効率性からみた間接訓練の位置づけを**図14**に示しました．

2 嚥下体操

1）嚥下体操とは

図14に示すように，能動（自動）訓練に区分されます．嚥下体操は間接訓

表7 摂食嚥下障害の病態と間接訓練

障害のStage	病態	適応となる間接訓練
先行期	認知・行動異常 摂食拒否 ROM*制限	食環境の指導 脱感作療法 ROM*訓練
準備期/口腔期	開・閉口障害 捕食・咀嚼障害 鼻咽腔閉鎖不全	頸部のリラクセーション，ROM*訓練 構音訓練 口腔周囲筋・舌・頬の運動訓練 ブローイング訓練
咽頭期	嚥下反射惹起遅延・消失	アイスマッサージ 呼吸訓練，咳嗽訓練
咽頭期	咽頭（気道）閉鎖の低下	声門閉鎖訓練（pushing exercise など） 息こらえ嚥下法，呼吸訓練，咳嗽訓練
咽頭期	喉頭挙上不全 輪状咽頭筋弛緩障害	メンデルゾン手技，頭部挙上訓練，バルーン拡張法，舌骨上筋群の筋訓練，呼吸訓練

＊：range of motion，関節可動域

図14 効率性からみた筋訓練

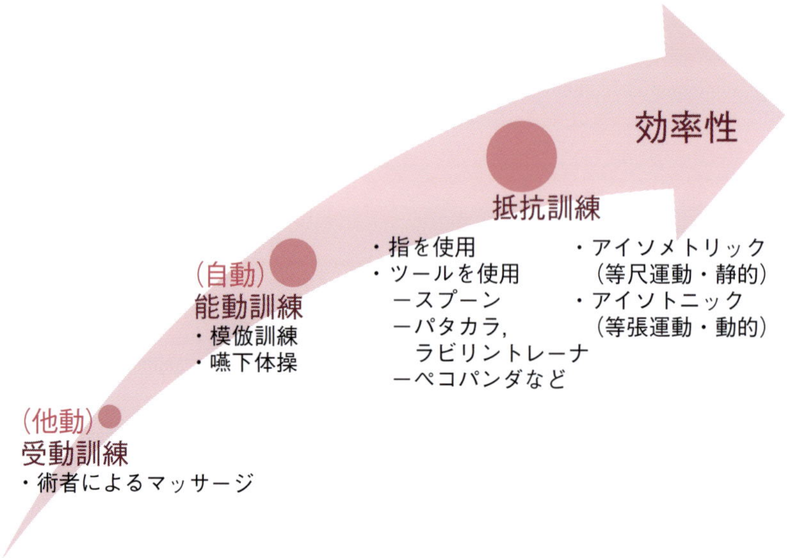

効率性

抵抗訓練
・指を使用
・ツールを使用
　－スプーン
　－パタカラ，
　　ラビリントレーナ
　－ペコパンダ など
・アイソメトリック
　（等尺運動・静的）
・アイソトニック
　（等張運動・動的）

（自動）
能動訓練
・模倣訓練
・嚥下体操

（他動）
受動訓練
・術者によるマッサージ

練全般の要素が広く浅く含まれており，医療機関で摂食機能療法として行うことはもちろん，高齢者施設での口腔機能向上訓練，介護予防事業における口腔機能向上プログラムとしても使用されています[3]．嚥下体操のエビデンス論文は少ないですが，Sugiyamaら[15]によれば嚥下体操継続により1年後

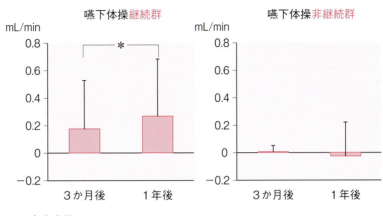

図15 安静時唾液の変化量（Sugiyama, et al., 2013.[15]）

＊：有意水準5％

の安静時唾液量が有意に増えたと報告されています（**図15**）．

2）嚥下体操の注意点

嚥下体操を行う際は，以下の点に注意しなくてはなりません．
- 過度の力を加えると，骨折や筋肉を傷つける恐れがある．
- 弾みをつけた伸長は，伸長反射（筋に対して伸張的な力が加わると，その筋が収縮を起こす反射）を誘発しやすい．
- 翌日に疲労や疼痛を残さないようにする．

基本的に，無理はしないようにすることが大切です．

3）嚥下体操による対応の一例

嚥下体操には，種々にアレンジされた方法が存在します．次ページ以降の①→⑥の図は，「がるぷトレーニング（千葉由美，東京医科歯科大学リハビリテーション部監修）」を参考に筆者が外来や訪問診療で行っている流れであり，効率的に口腔咽頭領域を賦活することができます．以下，それぞれの手法について解説していきたいと思います．

①**肩部訓練**（石田，2014.[3]）を参考に作成）

　吸気時に腕をゆっくり上げ，呼気時にはゆっくり下げ，5回程くり返します（一般に深呼吸のイメージです）．

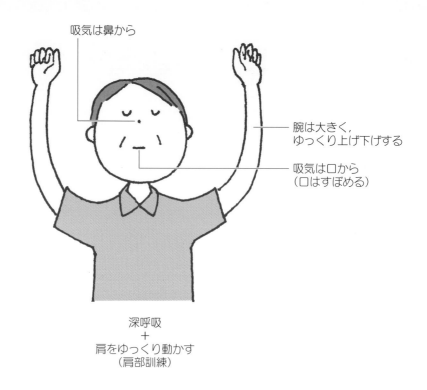

②**頸部訓練**（石田，2014.[3] を参考に作成）

歯科医院で指示する際は，下図のようにサポートしてあげましょう．

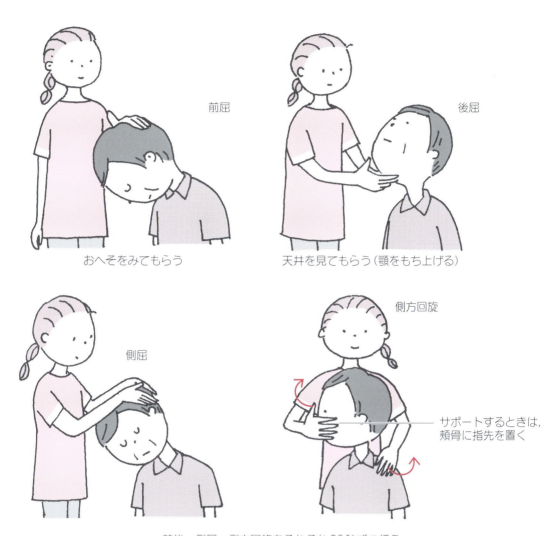

前後・側屈，側方回旋をそれぞれ20秒ずつ行う

③**口唇訓練**（石田，2014.[3] を参考に作成）

口唇訓練は，「ア」→「ン」→「イ」→「ウ」を10回ずつくり返します．

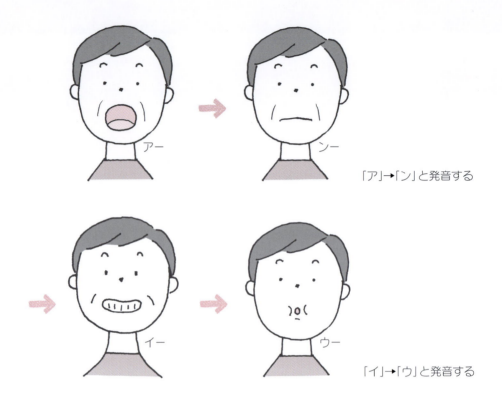

「ア」→「ン」と発音する

「イ」→「ウ」と発音する

④舌の訓練（1セット10回）

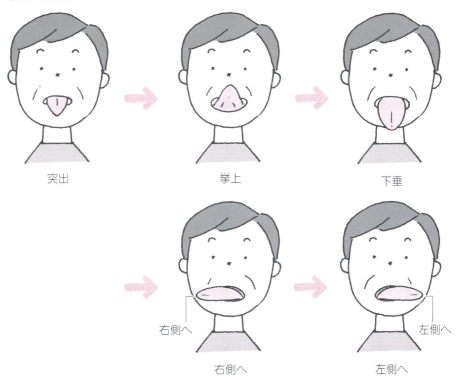

突出　　　　　　挙上　　　　　　下垂

右側へ　　　　　　左側へ

⑤頬訓練

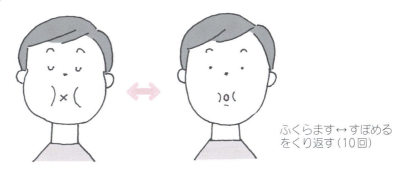

ふくらます↔すぼめる
をくり返す（10回）

⑥発声訓練

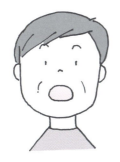

歯切れよく①～③を発声

① 「ぱっぱっぱっ」「たっだっだっ」
　↓「かっかっかっ」「らっらっらっ」
② 「ぱぱぱぱ」「たたたた」
　↓「かかかか」「ららららら」
③ 「ぱたからぱたからぱたから」

3 その他のおもな間接訓練
（誤嚥のリスクが高い場合，症状にあわせて追加します）

1）アイスマッサージ（嚥下をしっかり誘発させたいとき）

アイスマッサージは，水に浸して凍らせたりした冷たい綿球（綿棒の先）などを用いて，前口蓋弓や軟口蓋，舌根部，咽頭後壁をマッサージ刺激し，随意性および反射性の嚥下を惹起させる手法です[16]．

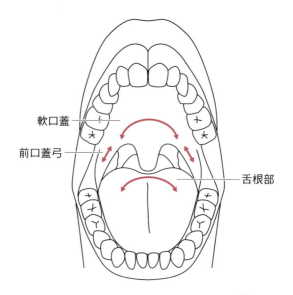

図16　アイスマッサージの刺激部位（倉智，2016.[17]）

2）Pushing exercise（声帯の閉鎖を強化したいとき）

Pushing exerciseは，嚥下時の気道防御に必須である声帯閉鎖が十分でないような症例（声がかすれる，発声時間が短い等）に適用される手法です．また，咽頭の残留物を除去したり，鼻咽腔閉鎖機能を改善することにも利用できます．本法では，たとえば壁や机を押すときに，「エイッ」などの大きな声を出してもらいます（図17）．それにより，声帯内転などの動きが強化され，声帯閉鎖能が向上します．

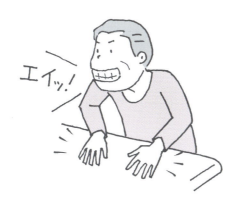

図17 Pushing exercise

3）頭部挙上訓練（喉頭挙上を強化させたいとき）

　頭部挙上により舌骨上筋群を強化し，舌骨の前上方挙上，喉頭の挙上を改善させ食道入口部開大を誘う訓練です[18〜20]．

　原法では，図18のように頭部を挙上して1分間保持→1分休憩→3setくり返し→その後，単純な頭部の上下運動を30回くり返す，とされています．ただし，1分間の挙上保持や上下運動の30回の繰り返しは非常に負担が大きく，健康な成人でも困難なことが多いため，患者の状態に応じた挙上持続時間やセット数を設定して応用することが重要とされています[17]．

図18　頭部挙上訓練

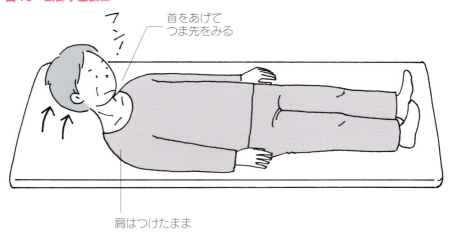

4）嚥下おでこ体操

　嚥下おでこ体操は，頭部挙上訓練を臨床で使いやすいようにアレンジした手法です．頭部挙上訓練は臥位で行うものでしたが，この体操は起きたまま行い，頭部を挙上するかわりに額に本人，あるいは術者の手で圧を加え，①5秒間持続的に押しつけ，次いで②1から5まで数えながら押しつけます．これにより，頭部挙上訓練に近い効果を期待することが可能になり，また患者本も比較的楽に訓練することができます．

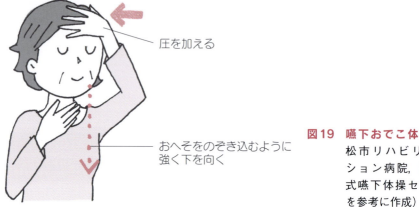

図19　嚥下おでこ体操（浜松市リハビリテーション病院，「藤島式嚥下体操セット」を参考に作成）

4 要介護者に行う間接訓練

嚥下体操(能動訓練)が不可能な要介護者には,受動(他動)訓練によるマッサージを適用します.全体の流れは嚥下体操とほぼ同じですが,あくまで術者によるマッサージが主体となります(**図20**).③ 顎関節・唾液腺マッサージ・開口訓練は**図21**のように行います.

図20 要介護者に行うマッサージ・訓練

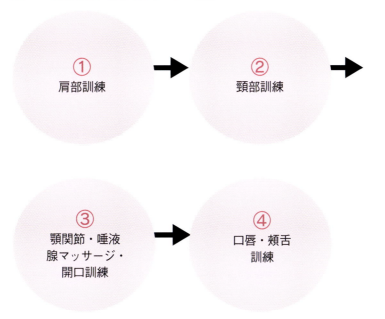

図21 顎関節・唾液腺のマッサージ・開口訓練(石田, 2014.[3]を参考に作成)

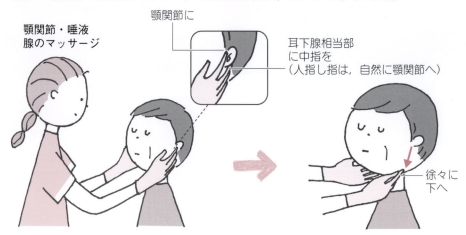

顎関節と三大唾液腺を効率よくマッサージする方法です．最後に，顎関節のROM（関節可動域）訓練である最大開口を5秒行います(以上を3回くり返します)．

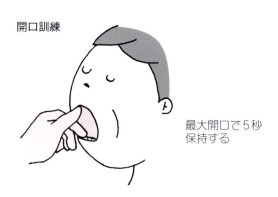

8 嚥下内視鏡検査

POINT
VEは，咽頭・喉頭を直接観察できる！

　嚥下内視鏡検査（VE：videoendoscopic examination of swallowing）は，嚥下造影（VF：videofluoroscopic examination of swallowing）と並び摂食嚥下障害の詳細を評価できる検査です．VFのように専用の検査室等を必要としないこと，検査機器を持ち運びできることから，より汎用的な検査とされており，訪問診療などで実施することもできます．

　歯科医院で必須ではありませんが，咽頭・喉頭を直接観察できる検査手技であることから，知識としてもちあわせておくとよいでしょう．**表8**に外見上の食事観察と比較した本検査の特徴をまとめておきます．

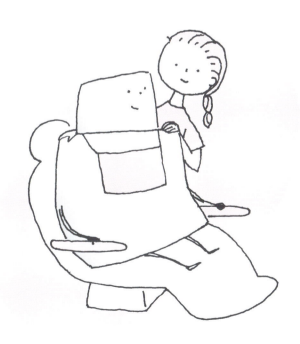

表8　外見上観察とVEの比較

	外見上観察	VE
食物の認知・捕食	○	×
食塊形成・移送	△	△
鼻咽腔閉鎖	×	○
誤嚥	△（顕性誤嚥のみ）	○（嚥下中誤嚥は×）
喉頭侵入	×	○
咽頭残留	×	○
食道逆流	×	○
違和感，痛み	なし	あり

9 食事場面で最低限注意したい そのほかのこと

POINT

食事場面に立ち会う場合は，姿勢・食形態・一口量に注意．誤嚥や窒息，全身状態に細心の配慮を！

1 訪問診療で行う直接訓練

　診療所で直接訓練を行うことは，少ないと思います．しかし，訪問診療で食事場面に同席することがあるかもしれませんし，姿勢のとり方は診療所でユニットに座る際にも関係してきます．そこで，ここでは最低限知っておきたい直接訓練をまとめてみました．

最低限押さえておきたい直接訓練
- ポジショニング（良肢位保持）
- 食形態調整
- 一口量，ペース

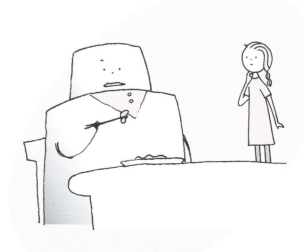

1）ポジショニングって何？

　ポジショニング（良肢位保持）とは正しい姿勢をとることです．これはとても重要で，関節拘縮や褥瘡等の発生を防ぐことにつながります．また，食事場面では誤嚥を起こしにくくしたり，逆流を防止する効果が期待できます．直接訓練に際しては，正しいポジショニングをとるよう，姿勢を調整するようにします．

図22　車いすの場合の姿勢

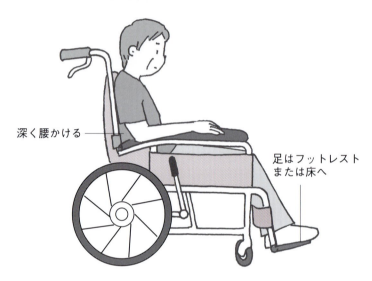

深く腰かける

足はフットレストまたは床へ

図23　頭部の状態
自力座位できないケースでは頸部適前屈が重要

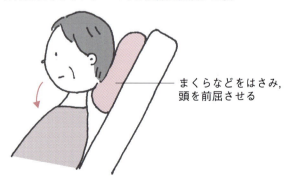

まくらなどをはさみ，頭を前屈させる

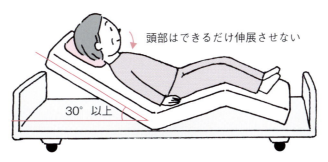

図24 ベッド上での姿勢

2）食形態調整

　食形態の調整は，摂食嚥下障害患者にとってとても重要になります．食事場面に同席する場合は，障害の程度にあわせて適切な食形態で食事をすることを指導しましょう．
　表9に，食形態と障害の程度との関係をまとめました．

表9　食形態と障害の程度

障害の種類	主食	副食
問題なし	常食	常菜
前歯咬断×，箸×	常食	一口大
食塊の形成×	全粥	きざみ**，極きざみ**
食塊移送×	ミキサー粥	ミキサーおかず
誤嚥*	重湯	濃厚流動食

＊：自力喀出可能のレベル
＊＊：あんかけで対応する場合もあり

3）一口量・ペースコントロール

　食事には，摂食嚥下機能の状態に応じた適切なペースがあります．ポジショニング，食形態が万全であっても，一口量が多すぎたりハイペースであると，誤嚥に直結します．食事中の観察が重要です．一口量を少なくしなければならない患者の場合，ボール部分が小さいスプーンを使用したり，提供量を少なく設定しておくなどの工夫[21]をします．逆に，嚥下惹起を誘うためには一定量が必要な患者もいるため，量を多めに設定することもあります．つまり，一口量は個々の患者ごとに設定することになります．

なお，一口量やペースの課題は，自食，介助にかかわらず生じます．

2 そのほかの全体的注意事項

　訪問診療では制約の大きい環境下で対応することになり，その場でサポートしてくれる職種も限られてきます．そのため，歯科医師は診療の前提として，ポジショニングや栄養，呼吸リハビリテーションなど幅広い知識をもち診療にあたることが必要です．

　一般の歯科治療を行う場合についても，印象材，床裏装材，適合試験材などの誤嚥に注意し，使用量が必要最小となるように注意します．患者の全身状態に気をつけ，急変時には救急搬送できるようにしたり，高次の医療機関と連携をとれるようにしておくことなどは，いうまでもありません．

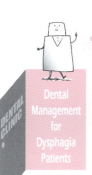

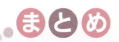

歯科医院で行う摂食嚥下リハビリテーション

　冒頭で述べたように，経口摂取に対するニーズは潜在的に大きいといえます．一方，中央社会保険医療協議会によれば，将来の歯科診療はいわゆる「高齢者型」の治療形態が増え，形態回復から口腔機能回復を目的とした治療の割合が増加していくことが示唆されています（**図25**）．地域で診療に従事する歯科医師も，来院した患者を多角的に捉えて（愁訴に基づく医療，NBM：narrative based medicine），誤嚥リスクを見落とさないようにすることが大変重要になってきます．そして，障害のリスクをみてとることができたら，スクリーニング等で評価してみることが大切になります．

　一方で，高齢社会の進展のもと，摂食嚥下障害のある有病患者が来院することも多くなってきます．そうした場合にも，患者の状況を正しく捉え，摂食機能療法を行ったり専門の医療機関に紹介するといった対応が大切になります．歯科の役割は，ますます重要になることは間違いありません．身近の患者の経口摂取支援に共にかかわっていきましょう．

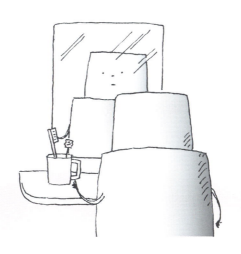

図25 歯科治療の需要の将来予想（イメージ）
（厚生労働省第2回歯科医師の需給問題に関するワーキンググループを一部改変）（中医協資料より作成）

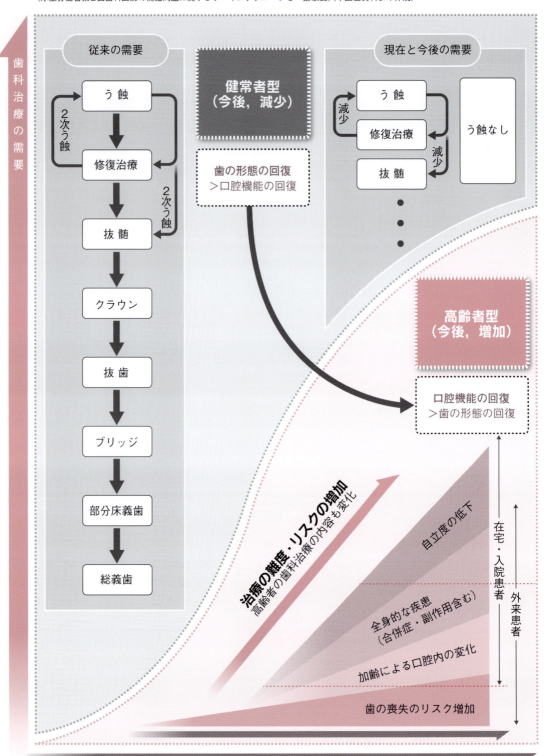

付 摂食機能療法（1日につき185点）の算定要件

告示（要旨）

1. 摂食機能障害を有する患者に対して30分以上行った場合に限り，1月に4回を限度として算定する．ただし，治療開始日から起算して3月以内の患者については，1日につき算定する．

2. 厚生労働大臣が定める施設基準に適合した届け出保険医療機関において，鼻腔栄養を実施している患者または胃瘻を造設している患者に対して実施した場合は，治療開始日から起算して6月以内に限り，当該基準に掲げる区分に従い，次に掲げる点数を所定点数に加算する．
   - イ 経口摂取回復促進加算1 185点
   - ロ 経口摂取回復促進加算2 20点

3. 治療開始日から起算して3月を超えた場合に，歯科口腔リハビリテーション料1（「有床義歯の場合」以外）を算定した月は，摂食機能療法は算定できない．

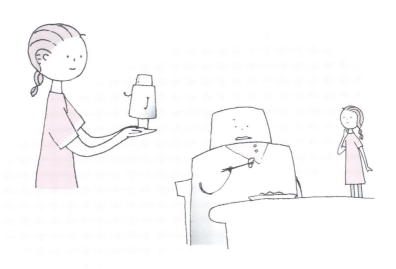

通知（要旨）

1 摂食機能療法は，摂食機能障害を有する患者に対して，個々の患者の症状に対応した診療計画書に基づき，医師または歯科医師もしくは医師または歯科医師の指示のもとに言語聴覚士，看護師，准看護師，歯科衛生士，理学療法士または作業療法士が1回につき30分以上訓練指導を行った場合に月4回を限度として算定する．ただし，治療開始日から起算して3月以内の患者に限っては，1日につき算定する．なお，摂食機能障害者とは，次のいずれかに該当する患者をいう．

 イ 発達遅滞，顎切除及び舌切除の手術または脳血管疾患等による後遺症により摂食機能に障害があるもの

 ロ 内視鏡下嚥下機能検査または嚥下造影によって他覚的に嚥下機能の低下が確認できるものであって，医学的に摂食機能療法の有効性が期待できるもの

2 摂食機能療法の実施に当たっては，診療録に当該療法の実施時刻（開始時刻と終了時刻），療法の内容の要点等を記載する．

3 医師または歯科医師の指示のもとに言語聴覚士，看護師，准看護師または歯科衛生士が行う嚥下訓練は，摂食機能療法として算定する．

4 経口摂取回復促進加算1または2は，別に厚生労働大臣が定める施設基準に適合しているものとして地方厚生（支）局長に届け出た保険医療機関において，鼻腔栄養を実施している患者（経口摂取回復促進加算1を算定する場合に限る）または胃瘻を造設している患者に対して，摂食機能療法を実施した場合に，いずれか一方に限り算定する．

5 経口摂取回復促進加算1または2を算定する摂食機能療法を行うに当たっては，医師との緊密な連携のもとで行い，患者管理が適切になされるよう十分留意する．

6 その他摂食機能療法の医科と共通の項目は，医科点数表に掲げる摂食機能療法の例により算定する．

1) 国立長寿医療研究センターフレイル予防医学教室：健康長寿教室パンフレット．
2) 葛谷雅文：老年医学における Sarcopenia & Frailty の重要性　Impact of sarcopenia and frailty on elderly health．日老医誌，46(4)：279-285，2009．
3) 石田 瞭：診療所から始める経口摂取支援．The Quintessence，33(3)：143-150，2014．
4) 青柳陽一郎：主訴・病歴・問診．日本摂食嚥下リハビリテーション学会 e ラーニング対応 第 3 分野　摂食嚥下障害の評価 Ver.2，医歯薬出版，東京，p.p.2-10，2016．
5) 大熊るり：聖隷式嚥下質問紙．才藤栄一，植田耕一郎監修，摂食嚥下リハビリテーション，第 3 版，医歯薬出版，東京，p.127，2016．
6) 若林秀隆，栢下淳：摂食嚥下障害スクリーニング質問紙票 EAT-10 の日本語版作成と信頼性・妥当性の検証．静脈経腸栄養，29：871-876，2014．
7) 小口和代，才藤栄一，水野雅康，他：機能的嚥下障害スクリーニングテスト「反復唾液嚥下テスト」(The Repetitive Saliva Swallowing Test: RSST) の検討 (1) 正常値の検討．リハ医学，37(6): 375-382, 2000．
8) 小口和代，才藤栄一，馬場 尊，他：機能的嚥下障害スクリーニングテスト「反復唾液嚥下テスト」(the Repetitive Saliva Swallowing Test: RSST) の検討 (2) 妥当性の検討．リハ医学，37(6): 383-388, 2000．
9) 才藤栄一主任研究：平成 11 年度長寿科学総合研究事業報告書．p.p.1-7，2000．
10) 向井美惠：フードテストおよび咬合状態と VF 検査結果との関連(才藤栄一主任研究者)．平成 10 年度厚生省・老人福祉に関する調査研究等事業報告書，p.p.66-76, 1999．
11) 向井美惠：非 VF 系評価法（フードテスト）の基準化（才藤栄一主任研究者）．平成 11 年度長寿科学総合研究事業報告書，p.p.43-50, 2000．
12) 医科学出版社：栄養アセスメントキット．
13) 日本人の新身体計測基準値（JARD2001）．栄養評価と治療，19，2002．
14) Detsky AS, McLaughlin JR, Baker JP, et al.: What is subjective global assessment of nutritional status? JPEN J Parenter Enteral Nutr, 11(1): 8-13, 1987.
15) Sugiyama T, Okubo M, Ishida R, et al.: Effects of swallowing exercises in independent elderly. Bull Tokyo Dent Collage, 24: 109-115, 2013.
16) 藤島一郎：脳卒中の摂食・嚥下障害．第 2 版，医歯薬出版，東京，p.p.105-124，1998．
17) 倉智雅子：成人の間接訓練．才藤栄一，植田耕一郎監修，摂食嚥下リハビリテーション，第 3 版，医歯薬出版，東京，p.p.195-198，2016．
18) 稲本陽子：筋力増強訓練．才藤栄一，植田耕一郎監修，摂食嚥下リハビリテーション，第 3 版，医歯薬出版，東京，p.p.198-208，2016．
19) Shaker R, Kern M, Bardan E, et al.: Augmentation of deglutitive upper esophageal sphincter opening in the elderly by exercise. Am J Physiol, 272: G1518-G1522, 1997.
20) Shaker R, Easterling C, Kern C, et al.: Rehabilitation of swallowing by exercise in tube-fed patients with pharyngeal dysphagia secondary to abnormal UES opening. Gastroenterlogy, 122：1314-1321, 2002.
21) 小島千枝子：成人の直接訓練．才藤栄一，植田耕一郎監修，摂食嚥下リハビリテーション，第 3 版，医歯薬出版，東京，p.p.213-221，2016．

Index—索引

あ
アイスマッサージ……36
アセスメント……16
安静時唾液……31

い
移乗……13
インサーテープ……25
咽頭残留……42

う
運動機能……9

え
栄養サポートチーム……26
栄養状態……24
嚥下おでこ体操……38
嚥下造影……41
嚥下体操……29
嚥下内視鏡検査……41

か
開口訓練……40
介護予防事業……30
改訂水飲みテスト……22
顎関節マッサージ……40
臥床……25
空嚥下……21
加齢……10
加齢変化……11
関節可動域……39
間接訓練……29
関節拘縮……44
含嗽……13

き
既往歴……17
器質的障害……11, 12
気道防御……36
機能的障害……11, 12
逆流……44
キャリパー……25
頬訓練……35
筋肉量……25

く
車いす……44

け
経口摂取……47
頸部訓練……33
健康寿命……10
検査食……23
顕性誤嚥……42
肩部訓練……32

こ
口腔機能向上訓練……30
口腔機能向上プログラム……30
口唇訓練……34
喉頭侵入……42
高齢者型治療形態……47
誤嚥……9, 42
呼吸リハビリテーション……46

さ
三大唾液腺……39

し
耳下腺……39
歯科治療……46
姿勢……43
質問票……17
自動訓練……30
主観的包括的評価……26, 28
上腕筋囲……25
上腕三頭筋皮下脂肪圧……25
上腕周囲長……25
食形態調整……45
食事……46
食事場面……43
褥瘡……44
食道逆流……42
食道入口部開大……37
食物テスト……23
食欲……16
除脂肪体重……25
食塊形成……42
神経心理的障害……11, 12
深呼吸……32
伸長反射……31

す
スクリーニング検査……20

スプーン……45

せ 声帯閉鎖……36
生物学的寿命……10
生理的機能減退……11
聖隷式嚥下質問紙……17
摂食嚥下障害……9, 13
摂食嚥下リハビリテーション……10
摂食機能療法……29
摂食機能療法（算定要件）……49
舌の訓練……35

そ 側方回旋（頸部）……33

た 体脂肪量……25
体重……16, 24
唾液……21
唾液腺マッサージ……40
他動訓練……30

ち 地域医療……10
チェアサイド……9
注水……13
超高齢社会……8
直接訓練……29, 43

て 低栄養……25

と 頭部挙上訓練……37
トランスファー……13

に 日本人の新身体計測基準値……25, 27
認知機能……9

の 脳血管障害……24
能動訓練……30

は 発声訓練……35
反復嚥下……22, 23

ひ 鼻咽腔閉鎖……36, 42
一口量……46
肥満……24, 26

標準BMI……24

ふ 浮腫……26
フードテスト……23
フレイル……9

へ ペースコントロール……46
ベッド上の姿勢……44

ほ 訪問診療……25, 43
ポジショニング……44

み 水飲みテスト……22

も 問診……16
問診票……17

や やせ……24

よ 要介護者……38

り 良肢位保持……44

る るいそう……26

ろ 老人性機能減退……11, 12

欧文

AC……25
AMC……25
BMI……24
EAT-10……17
MWST……22
NBM……47
NST……26
pushing exercise……36
ROM……39
RSST……21
silent aspiration……22, 23
TSF……25
VE……41
VF……41

【著者略歴】

石田　瞭
（いしだ　りょう）

1996年	岡山大学歯学部卒業
1998年	Johns Hopkins University（Maryland, USA）留学
2000年	昭和大学大学院歯学研究科口腔衛生学修了
2000年	昭和大学歯学部口腔衛生学助手
2003年	岡山大学医学部・歯学部附属病院　特殊歯科総合治療部講師
2008年	東京歯科大学摂食・嚥下リハビリテーション・地域歯科診療支援科講師
2011年	同准教授
2015年	東京歯科大学口腔健康科学講座摂食嚥下リハビリテーション研究室教授

歯科医院でできる「食べる」機能の評価と対応

ISBN978-4-263-44509-9

2017年9月20日　第1版第1刷発行

著　者　石　田　　　瞭
発行者　白　石　泰　夫
発行所　医歯薬出版株式会社

〒113-8612　東京都文京区本駒込1-7-10
TEL.（03）5395-7638（編集）・7630（販売）
FAX.（03）5395-7639（編集）・7633（販売）
http://www.ishiyaku.co.jp/
郵便振替番号 00190-5-13816

乱丁，落丁の際はお取り替えいたします．　　　印刷・真興社／製本・愛千製本所
© Ishiyaku Publishers, Inc., 2017. Printed in Japan

本書の複製権・翻訳権・翻案権・上映権・譲渡権・貸与権・公衆送信権（送信可能化権を含む）・口述権は，医歯薬出版（株）が保有します．
本書を無断で複製する行為（コピー，スキャン，デジタルデータ化など）は，「私的使用のための複製」などの著作権法上の限られた例外を除き禁じられています．また私的使用に該当する場合であっても，請負業者等の第三者に依頼し上記の行為を行うことは違法となります．

JCOPY ＜（社）出版者著作権管理機構　委託出版物＞
本書をコピーやスキャン等により複製される場合は，そのつど事前に（社）出版者著作権管理機構（電話03-3513-6969，FAX 03-3513-6979，e-mail：info@jcopy.or.jp）の許諾を得てください．